I0791264

Programa de dieta 21@
2020

Renee Anderson
Edición Smashwords

Copyright 2020 © Renee Anderson. Edición Smashwords. Todos los derechos reservados.

Publicado por Renee Anderson

Diseño de la cubierta: Canva Renee Anderson

La reproducción de esta obra está prohibida total o parcialmente de cualquier manera sin el consentimiento expreso por escrito.

Nada en este libro debe interpretarse como asesoramiento legal o médico. Consulte a un médico autorizado de su país para obtener ayuda específica con su situación.

Considere dejar una reseña, donde descarcofó este libro, ya que esto me ayuda a difundir la noticia sobre el *programa de @Diet 21*.

Gracias por apoyar mi trabajo.

Toc

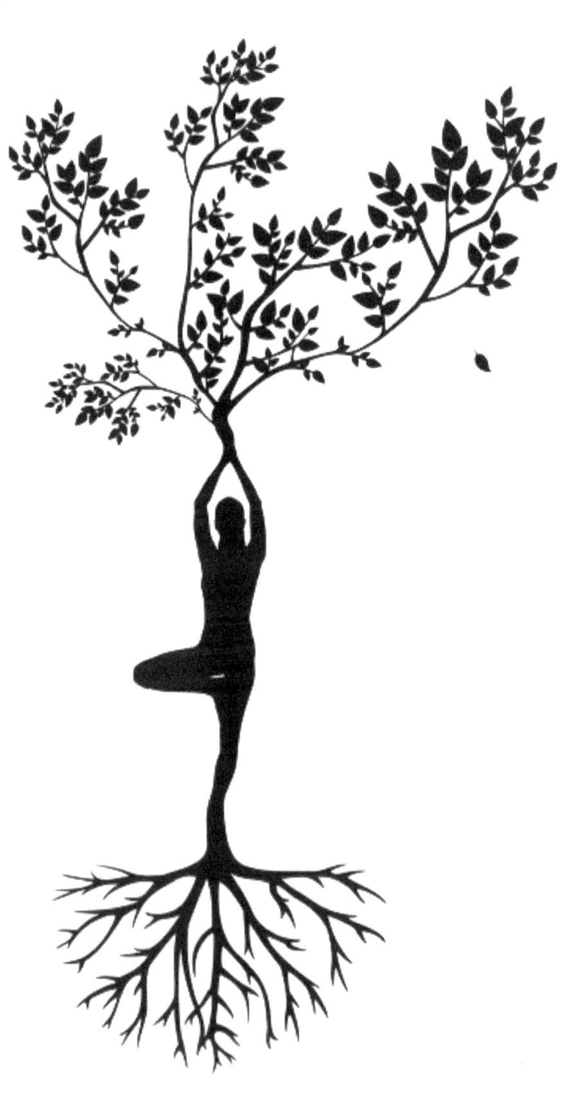

Introducción

Cada día podemos aprender algo y necesitamos estar emocionados para aprender más sobre cómo nuestro cuerpo responde a diferentes alimentos y suplementos. ' ' Nuestro cuerpo es un templo y tenemos que tratarlo de esa manera ' ' en todos los aspectos. Sólo tenemos un cuerpo durante nuestras vidas y necesitamos asegurarnos de que funcione correctamente y permanezcamos sanos. Tenemos control sobre nuestros cuerpos y cómo nos preocupamos por ello.

Con este programa de 21 @Diet logrará lo siguiente;

- ✓ Aprende a saber qué y cuándo comes
- ✓ Bajar de peso hasta 6 libras a la semana

Este programa incluye menús claros que consisten en desayuno, almuerzo, cena e incluso aperitivos. Las recetas son únicas y fáciles de preparar. Con cada comida y al final de cada día, se menciona el número de calorías. Como un bono (a lo largo del programa) encontrará consejos útiles para mejorar su pérdida de peso y algunos hechos sobre Superfoods y más.

Mi nombre es Renee Anderson y comencé a enseñarme a mí mismo sobre alimentos saludables después de diagnosticar el cáncer en 2014. Los médicos me dijeron que mi sistema inmunológico es responsable de detener el crecimiento e incluso deshacerse del cáncer. Tuve que bajar de peso porque consideré más daño que bueno para mi sistema inmunológico. Antes de que me diagnosticaran, de hecho, he seguido múltiples dietas a lo largo de los años, pero los resultados siempre fueron temporales. En lugar de probar más dietas y perder más tiempo precioso, empecé a enseñarme a mí mismo sobre comer sano y cómo perder peso constantemente. Basado en todo lo que he aprendido de mi investigación sobre comer sano he hecho este programa de dieta para mí. Seguí estrictamente la dieta hasta el final y perdí un promedio de 6 libras a la semana. Cuando terminé el programa estaba tan motivado que repetí el programa de dieta y perdí aún más peso un increíble 40 libras. Sentí que había renacido y había más buenas noticias por venir. Después de una investigación sobre la forma en que mi cáncer estaba desarrollando a los médicos, el cáncer había dejado de aumentar e incluso comenzó a reducirlo. Después de unos meses, me eliminaron de todas las células cancerosas de mi cuerpo. Este programa de dieta no es una cura para el cáncer, pero sin duda me ayudó a optimizar mi sistema inmunológico que borró mi cáncer. Los resultados fueron tan inspiradores que quería motivar y ayudar a otros a luchar con la pérdida de peso. Le deseo buena suerte y buena salud con el programa de @Diet 21!

Renee Anderson

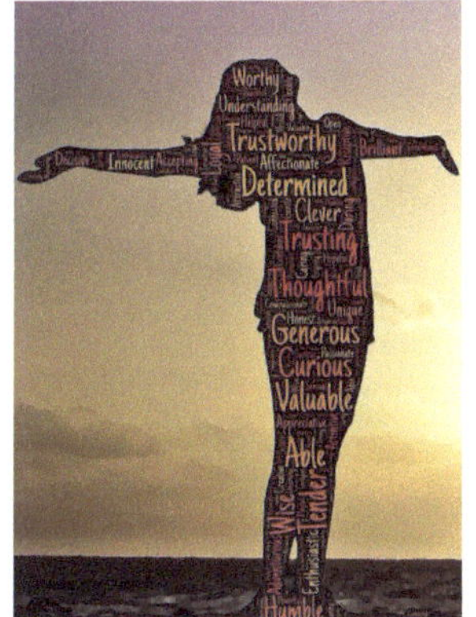

UTILICE LA SEMANA DEL MENÚ

El menú semanal está hecho para usar fácil y fácilmente. Cada día del menú constará de tres veces: desayuno, almuerzo, cena. En algunos días aparece un aperitivo en el menú. Sólo tienes que seguir la preparación de la comida específica y disfrutar de su comida. ¿Desea cambiar un menú de un día de la semana? No hay problema, solo asegúrate de cambiar todo el día y no solo una comida específica. La hora exacta en que necesita comer la comida depende de su propia preferencia, pero debe estar dentro de esa hora particular del día. Así que, por ejemplo, el desayuno se debe comer por la mañana y si lo prefiere a las seis u ocho de la mañana que está bien. Como una guía para cuándo comer, recomendaría ajustar su comida en su vida diaria. El desayuno antes de ir al trabajo o almorzar durante su descanso para el almuerzo hace que sea más fácil implementar este programa de dieta. La cantidad de alimentos que necesita comer se enumera claramente en el menú con las calorías que lo contienen. Este programa de dieta está hecho para adaptarse a una mujer promedio con un estilo de vida promedio. Si usted es un hombre y desea seguir este programa, añadir 25% con cada receta de comida o aumentar la cantidad de alimentos en un 25%.

Cuando te encuentras con esta dieta primero anhelas un poco de azúcar porque tu cambio en la cantidad total de azúcar. Recomendaría beber un vaso de agua para superar cualquier sentimiento de hambre. Además, me gustaría afirmar que es importante beber mucha agua durante el día. Dependiendo de sus actividades por encima de una cantidad promedio de medio galón (1, 8 L) por día. Si te mantienes hidratado adecuadamente, tu cuerpo puede eliminar todas las toxinas liberadas mientras quemas grasa corporal. Durante el día bebes té o café, pero sin azúcar ni leche ni edulcorante. Trate de prevenir los edulcorantes no-calorías-artificiales como el aspartamo o el acesulfamo-K son muy malos para su salud y pueden conducir a enfermedades del corazón o cáncer. Recomendaría un máx. de 2 a 3 tazas de café ordinario porque contiene cafeína, el decafe puede ser una mejor opción.

Consejos útiles: antes de comprar tus comestibles, trata de enumerar las cosas que realmente necesitas, por ejemplo, como los ingredientes de las recetas. Las tiendas son ingeniosas en la promoción de sus productos, incluso cuando son insalubres. No coma ni pruebe muestras gratis y siga su lista para que su pérdida de peso tenga éxito. Si elige alimentos orgánicos y no procesados, sería aún más beneficioso para su salud si su presupuesto lo permite. Los productos de marca A no son superiores en ser saludables en comparación con los productos más baratos, al leer el contenido sabrás si es saludable o no.

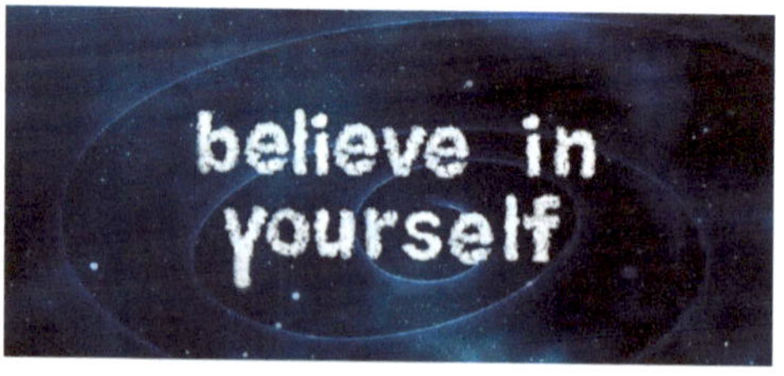

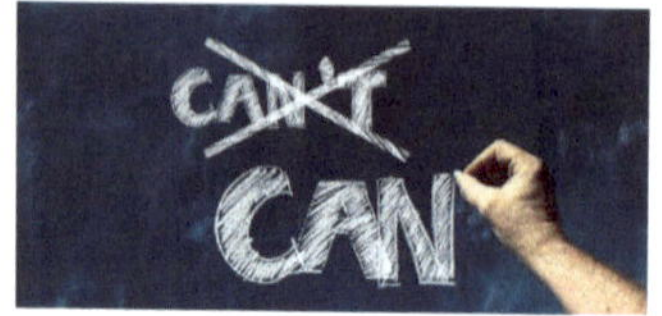

Mantener notas adicionales

Aquí guardas notas de tu progreso

Semana1:

Semana 2:

Semana 3:

Menú semana 1

Lunes

<u>Desayuno</u>:

1 vaso de agua de limón con el estómago vacío. Mezclar un tazón con 150 gramos de yogur griego y avellanas, nueces, almendras (diez piezas).

Una taza de café o té (+-200 CAL.)

<u>Snack</u>: un trozo de fruta: manzana. (64 CAL.)

¡No te olvides de beber!

<u>Almuerzo</u>: **Ensalada de atún**

Ensalada mixta 100 gramos, atún 80 gramos (enlatado a base de agua), 1 tomate en rodajas, 2 arboledas picadas, 5 aceitunas negras, 1 rebanada de mitad de pepino. Mezclar y añadir algunas hierbas italianas, una pizca de sal marina, un brote de vinagre natural y una cucharadita de aceite de oliva (virgen extra). (226 CAL.)

<u>Snack</u>: 1 Galleta Evergreen Pasa (70 CAL.)

<u>Cena</u>: **Sopa de pollo saludable**

Asar una pechuga de pollo de 100 gr. en una sartén con una cucharada de aceite de oliva y añadir algunas hierbas italianas, una pizca de sal, una pizca de pimienta negra, 2 dientes de ajo picados y 2 exprimidores de un limón fresco. Cocine 1, 5L/6 tazas de agua en un hervidor eléctrico. Cortar las verduras frescas 1 zanahoria, 1 puerro, 1 cebolla, 1 pimentón en trozos. Usted puede utilizar un paquete de verduras de sopa listo para usar, pero no utilice más de 450gr. hornee las verduras ligeramente en una bandeja de sopa y agregue el agua hervida. Añadir 1 porción de caldo de pollo deshidratado o fresco preferiblemente orgánicamente a la sopa (utilice la cantidad de caldo necesaria para hacer sopa de 1,5L). Luego corta la pechuga de pollo a la parrilla y agréguela a la sopa. Después de 15 minutos añadir 3 ramitas de apio finamente picado o cilantro a la sopa. Deje que la sopa se cocine durante media hora mientras revuelve ocasionalmente. ¡Toma 2 o 3 cuencos y disfruta! (Mantenga un poco de sopa a la izquierda para el almuerzo mañana) (por200ml +-135cal.)

<u>Snack</u>: 150gr. queso cottage con frutas (300 CAL.)

Cantidad total de calorías en la actualidad: 1130 +-

Menú semana 1

Martes

"SU SOLO LIMITE ES SU MENTE"

Desayuno:

1 vaso de agua de limón con el estómago vacío, 2 huevos hervidos con una pizca de sal marina, 2 galletas. Una taza de café o té de su elección. (240 CAL.)

Almuerzo:

Si tienes una sopa que queda de la cena del lunes, puedes tomar un tazón (200ml), junto con 1 x una galleta de grano entero Añadir una rebanada de queso con pepino y tomate y un delicioso pepinillo. Una taza de café o té (245 CAL.)

Snack: 200gr. yogur con, 50gr. de arándanos frescos o congelados también están permitidos. (126 CAL.)

Cena: batatas de verduras al vapor Hamburguesa de ternera p.p.

Batata con verduras al vapor y Hamburguesa: 260gr. batata cocida o al vapor, 250gr. brócoli al vapor se sazona con un poco de caldo medio comprimido rallado en una sartén de vapor, una Hamburguesa casera 100 gr. al gusto con una pizca de sal, pimienta negra, pimentón y ajo en polvo. Que sean hamburguesas. Asar esto en una sartén a la parrilla (si quieres una salsa, elegir ketchup sin edulcorantes y azúcares añadidos y utilizar mínimamente, evitar la mayonesa en este punto.) (+-528 CAL.)

Snack: 2 Kiwis (72 CAL.)

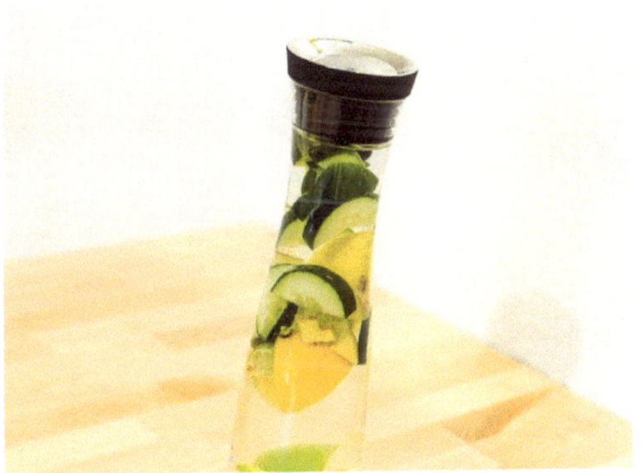

Cantidad total de calorías en la actualidad: 1265+-

Menú semana 1

Miércoles

<u>Desayuno:</u>

1 vaso de agua de limón con el estómago vacío. 2x trozo de pan marrón tostado froten esto con una fina capa de mantequilla (una cucharadita), porque se derrite bien / o usted elige un tipo de mermelada de su elección para esparcir con una cucharadita de Max. Café o té de su elección (226/224 CAL.)

<u>Snack:</u> 2x een appel (128 CAL.)

<u>Almuerzo:</u>

150gr. yogur griego con 1 cucharada de nueces, 1 vaso de jugo de naranja fresco. (386 CAL.)

<u>Cena: Pescado a la parrilla con ensalada de verduras a la</u> parrilla frescas mixtas. p. p. p.

200 gr. de pescado (bacalao) parrilla en una sartén, una ensalada de 2 x tomate, 1 pepino, 100gr. de lechuga iceberg, 1 zanahoria rallada, 1 cebolla roja. Marina esto con un aderezo de 1 cucharada de miel, una cucharadita de aceite de oliva, albahaca, una pizca de pimienta negra, una pizca de jugo de limón. Parrilla 50gr. champiñones, 1 calabacín y 1 pimiento rojo. Añade esto a la ensalada. (372 CAL.)

<u>Snack:</u> 2 cucharadas de helado de vainilla a 50 gr. por bola (204 CAL.)

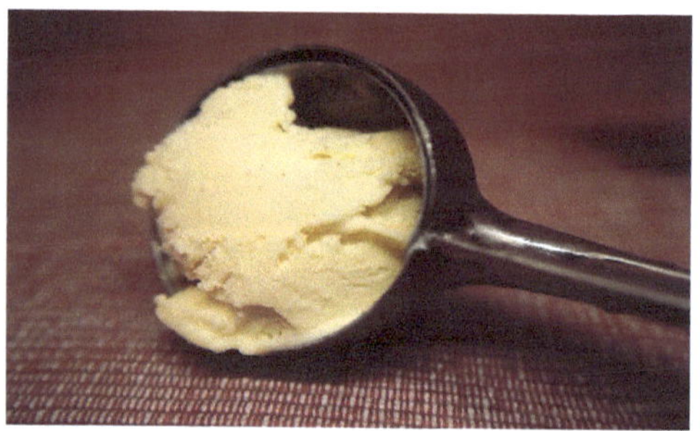

Cantidad total de calorías hoy: 1316 +-

Menú semana 1

Jueves

Desayuno:

1 vaso de agua de limón con el estómago vacío, golpeando 2 huevos. Sazonarlos con pimienta negra, una pizca de sal, una pizca de perejil / hierbas italianas. Hornee en 1 cucharadita de aceite de oliva (no use aceite de oliva virgen pero suave), tome 1 galleta. Café/té. (274 CAL.)

Snack: cortar 1 pelado en tiras, espolvorear con sal y vinagre. (también útil para el trabajo)

(35 CAL.)

Almuerzo:

Cortar y pelar la mitad del aguacate, picar el aguacate y especiarfinamente con sal, pimienta y dividir en 2 galletas de grano entero. (269 CAL.)

Snack: 1 plátano (115 CAL.)

Cena: crema de espinacas de pollo con arroz. p.p.

1x UI, pelar 2 dientes de ajo, cortar y freír en una cucharadita de aceite de oliva. 100gr. Cortar la pechuga de pollo y hornear con la cebolla y el ajo. Sazona esto con pimienta negra, sal y orégano. Agregue media taza (50 ml) de crema fraiche y revuelva. Luego diluir con agua en la sartén wok. Hervir el agua para el arroz en el hervidor de agua, cuando el agua está cocida Añadir en la sartén (o olla de arroz si tiene uno). Agregue una pizca de sal. Agregue el arroz integral (preferiblemente) Max. 100gr. p.p. Mientras tanto, cuando la pechuga de pollo esté cocida y lista, agregue las 200gr. de espinacas frescas p.p. y cocínela con la pechuga de pollo. Si está todo cocido, pruebe si tiene suficiente gusto (uno puede preferir un poco más de sal o agregar pimienta. Tenga cuidado de no usar demasiada sal. (CAL. 539 +-)

Cantidad total de calorías en la actualidad: 1232+-

Menú semana 1

Viernes

<u>Desayuno:</u>

1 vaso de agua de limón con el estómago vacío, ensalada de frutas mixtas 1 plátano en rodajas, 1 manzana, 1 mandarín, 1 pera. Café/té. (CAL. 260)

<u>Snack:</u> una taza de caldo de hierbas con 1 rebanada de pan de jengibre de 20gr. (CAL. 68)

<u>Almuerzo:</u>

1 gorleador de huevo con 1 rebanada de queso (48+) y 1 trozo de pechuga de pollo. Hornea el huevo y sazona con hierbas, orégano, una pizca de sal, luego coloca la rebanada de queso y pechuga de pollo hasta que se fusione. Cubra esto con 2 rodajas después de hornear el pepino y 2 rodajas de tomate. (freír en aceite de oliva) Echa un vistazo a esto sin pan sólo el Bouncer. Taza de café o té (CAL. 206)

<u>Snack:</u> 100gr. (+-10 piezas) Tomates candy (CAL. 30)

<u>Restaurante: Pasta Boloñesa con Yo. p. p.</u>

100gr. pasta de grano entero con 110gr. de carne molida en salsa de tomate (No retire la salsa de tomate de un paquete) cocine la pasta como se describe en el envase, haciendo la salsa de tomate: 2 paquetes de tomates tamizados en una sartén, sazone con hierbas, un cubo de caldo de pollo, una pizca de pimienta negra, una pizca de ajo en polvo y añadir una cucharadita de azúcar de caña (orgánica) y una pizca de jugo de limón. Hornee la carne picada con 1 cebolla y 2 dientes de ajo, sazone la carne picada al gusto, luego agregue la mezcla vegetal para la pasta (1 pimiento pimiento rojo, 1 pimiento verde, 100 g de champiñones cortados en ella. Luego agrega la salsa y deja que se revuelvan.

1 vaso de vino tinto o 1 copa de refrescos para llevar a cenar (CAL. 652/665)

<u>Snack:</u> plato de patatas fritas (40 g.) (CAL. 216)

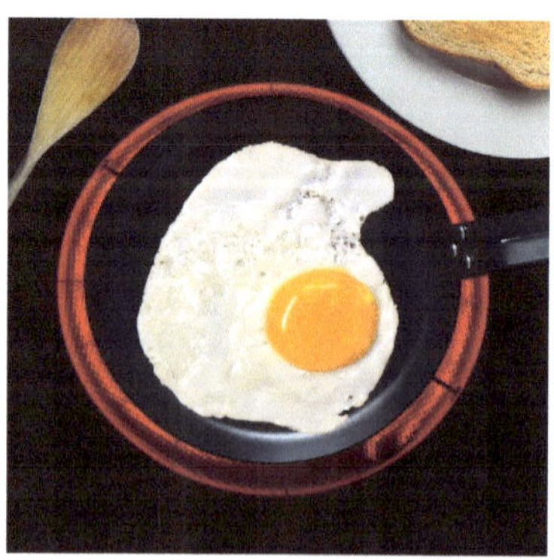

Cantidad total de calorías en la actualidad: 1445+-

Menú semana 1

Sábado

"USTED HACE UN GRAN TRABAJO, HANG OUT THERE."

Desayuno:

1 vaso de agua de limón con el estómago vacío, 1 rollo de grano completo cubierto con 1 rebanada de queso o 1 rebanada de pechuga de pollo, rodajas de pepino, tomate y hoja de lechuga. Taza de café o té. (CAL. 244/213)

Almuerzo:

1 lata de atún 80gr (en agua), añadir 1 interfaz de usuario rallado. Sazonar con una pizca de sal y pimienta y perejil y un toque de jugo de limón. Tengo esto con 2 galletas de grano entero. Taza de café o té (CAL. 197)

Snack: 1 pares (CAL. 124)

Cena: Ensalada de pollo a la parrilla p. p

Parrilla 100gr. pechuga de pollo en una sartén y la temporada (lo disfruto con las hierbas provinciales).

Cortar las verduras (100gr. champiñones, 1 pimiento rojo, 1 calabacín, 1 cebolla, 2 dientes de ajo, ramitas de cilantro). Si el pollo está a la parrilla, luego hornee las verduras en rodajas en un wok con una cucharadita de aceite de oliva y sazone con la sal, si es necesario. Corta media lechuga iceberg, medio pepino, 1 tomate y 2 cebolletas. Junta todo esto en un tazón, añade 10 aceitunas verdes o 10 negras. Agregue las verduras fritas y el pollo a la parrilla y mezcle con la humedad de la sartén. Espolvorea 10 cubos de queso feta a través de él. (CAL. 583)

Snack: 1 copa de vino tinto/o refrescos con 2 cubos de chocolate. (puro es mejor 72% o superior) o 2 bloques de queso 48 + (CAL. 160/173)

"No te olvides de beber al menos 2 litros de agua todos los días"

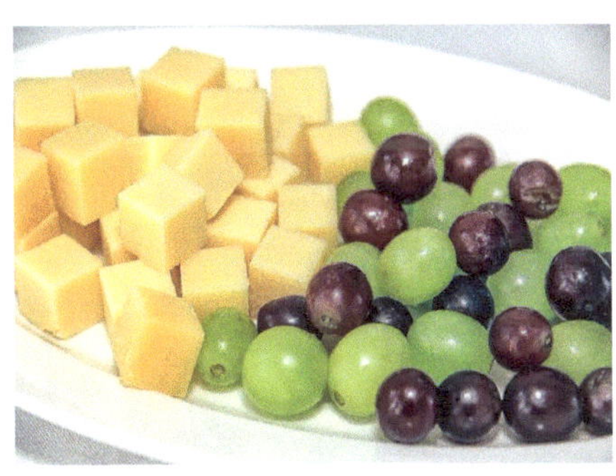

Cantidad total de calorías en la actualidad: 1321 +-

Menú semana 1

Domingo

<u>Desayuno:</u>

1 vaso de agua de limón con el estómago vacío, 200gr. de yogur con 30gr. de muesli y una cucharadita de miel. Taza de café o té. (CAL. 210)

<u>Almuerzo:</u>

1 rebanada de pan integral tostado con 1 huevo frito (utilice 1 cucharadita de aceite de oliva). Una taza de café o té (CAL. 201)

<u>Snack:</u> 1 naranja (CAL. 70)

<u>Cena:</u> bistec con patata y verduras p. p.

150 g de patatas cocidas. Hervirlos en agua con un poco de sal. 200gr. humeante al vapor en una sartén de vapor y sazonar con un caldo de pollo con cubo, 100gr. bistec, asar el filete en una sartén a la parrilla y sazonar con pimienta y sal. Salsa para carne (en un paquete o hecha sobre una base de agua) a 30gr. (deliciosa salsa de manzana para los niños o ketchup) (CAL. 375)

<u>Snack:</u> 1 rebanada (100gr) Pastel de manzana (CAL. 361)

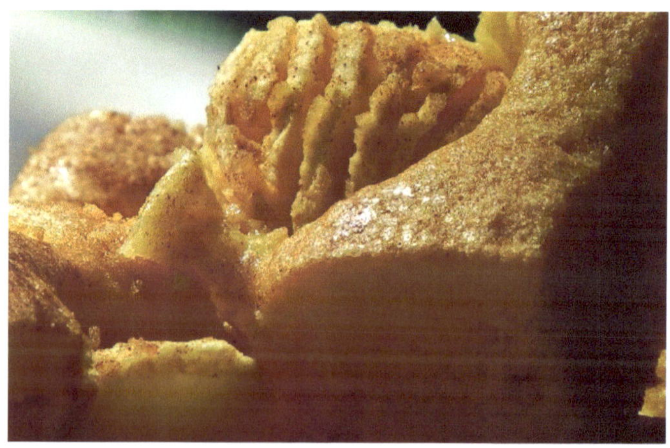

Cantidad total de calorías en la actualidad: 1217 +-

"Si tienes el valor de empezar, tienes el valor de tener éxito"

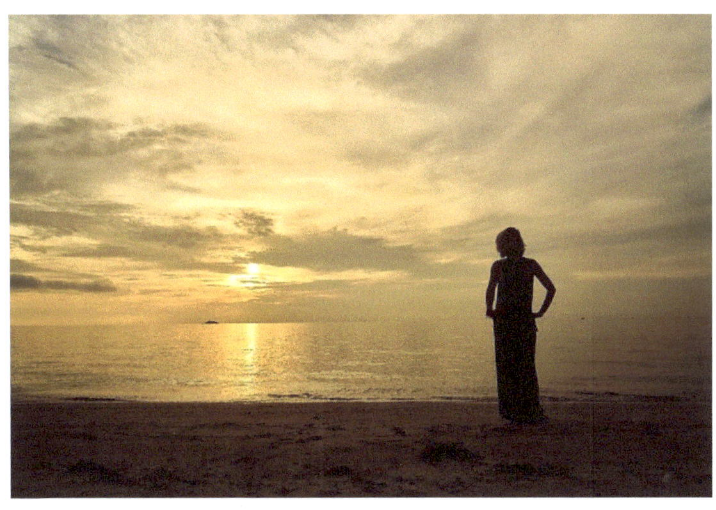

"La mentalidad es lo que separa lo mejor del resto"

"Será difícil, pero difícil no significa imposible"

"Las grandes cosas nunca vienen de las zonas de confort"

"Su limitación? es sólo tu imaginación "

"Haz algo hoy que te agradezca por el futuro tú mismo"

Menú semana 2

Lunes

Desayuno:

1 vaso de agua de limón con el estómago vacío, 2 huevos hervidos con 2 galletas de grano entero. Una taza de café o té. (CAL. 238)

Snack: 1 plátano (CAL. 115)

Almuerzo:

Una ensalada de 1 pepino, 2 tomates, 3 pepinillos, 100gr. lechuga de rúcula, 20gr. piñones. Mezclar un poco de vinagre en un tazón, piñón (cuchara) de aceite de oliva, pimienta negra, una pizca de sal y un poco de hierbas provenzales / italianas y utilizar lo como aderezo (CAL. 178)

Snack: 1 pares (CAL. 124)

Cena: pimentón relleno p. p

1 pimiento rojo grande. Cortar la tapa de la pimienta de pimentón y dejar a un lado. 100g. carne molida, suelta y fríe la carne picada en la sartén con 1 cebolla, 2 dientes de ajo y sazona con una pizca de sal, pimienta negra y pimentón en polvo. Agregue el cilantro fresco y finamente picado. Añadir las verduras finamente picadas (1 calabacín, 1 pimiento, 100gr. champiñones, 2 cebollas de primavera), sazonar esto un poco con una pizca de jengibre y comino en polvo. Cuando esté terminado y llene el pimiento rojo hueco con la carne picada y la mezcla de verduras. Corta 1 tomate y cubre cada pimienta con una rodaja de tomate. Coloque los pimientos de pimentón rellenos en un plato para hornear en un horno precalentado de 200 grados. Pon esto en el horno durante 30 minutos, estarán listos. (CAL. 400)

Snack: 150gr. yogur griego con cucharadita de miel (CAL. 236)

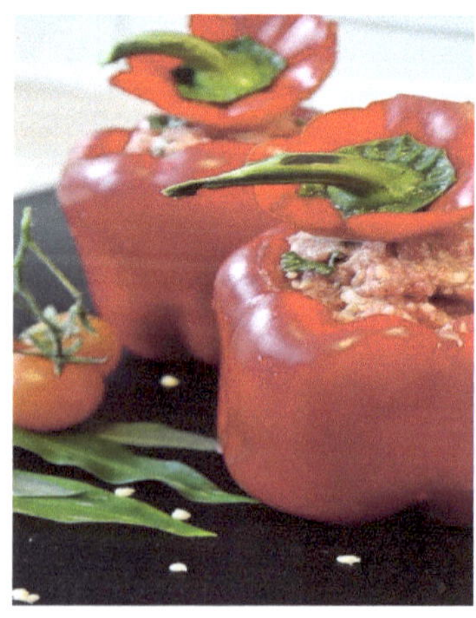

Cantidad total de calorías en la actualidad: 1291 +-

Menú semana 2

Martes

Desayuno:

1 vaso de agua de limón con el estómago vacío, 150gr. de yogur con arándanos de 100gr. (caja del congelador), una cucharadita de miel. Una taza de café o té. (CAL. 225)

Almuerzo:

2 rebanadas de pan de trigo integral oscuro cubierto con una cucharadita de mantequilla con 2 rebanadas de queso 48+, tomate y pepino. Taza de café o té. (CAL. 400)

Snack: 1 caldo de hierbas 200ml (CAL. 6)

Cena: Papas fritas de boniato con saté de pollo p.p.

260gr. batatas, pelar y cortar como patatas fritas, espolvorear con sal y una cucharadita de aceite de oliva y hornear en una bandeja para hornear en el horno a 200 grados. 100gr. Pechuga de pollo sazonada con hierbas de pollo en un pincho, luego asar el satay de pollo en un plato de parrilla. Sirva con 1 cucharada de salsa de cacahuete (30gr.) (CAL. 428)

Snack: nueces de 30gr, 1 manzana (CAL. 274)

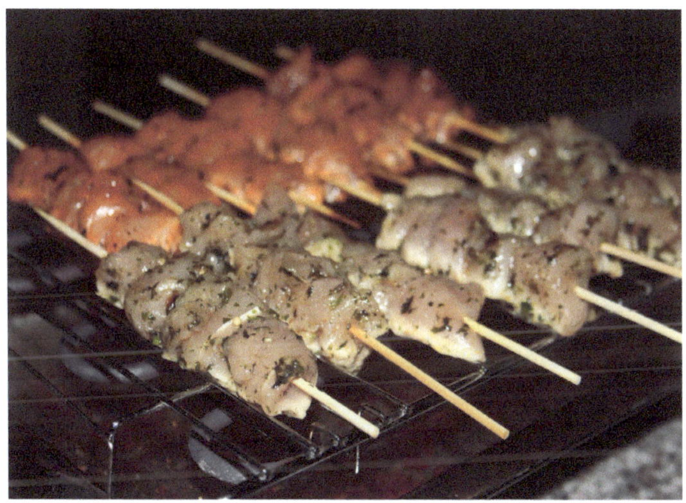

Cantidad total de calorías en la actualidad: 1333 +-

Menú semana 2

Miércoles

<u>Hoy es el día de la fruta:</u>

Hoy en día es algo que no sea un día normal de 21o, todo el día comes deliciosa fruta **hasta la cena.** Sólo **sin** mango, **Max. 2 plátanos** y no más de 15 uvas en este día para el resto fruta ilimitada.

Y beber mucha agua al menos 2 litros

Cena: sopa de verduras

Añade todo tipo de verduras (verduras de sopa, cebollas, zanahorias, puerros, etc.) a tu sopa y usa un Bouillon casero. No hay paquetes o lata de sopa. Toma todo esto como quieras.

Hoy las calorías no se cuentan.

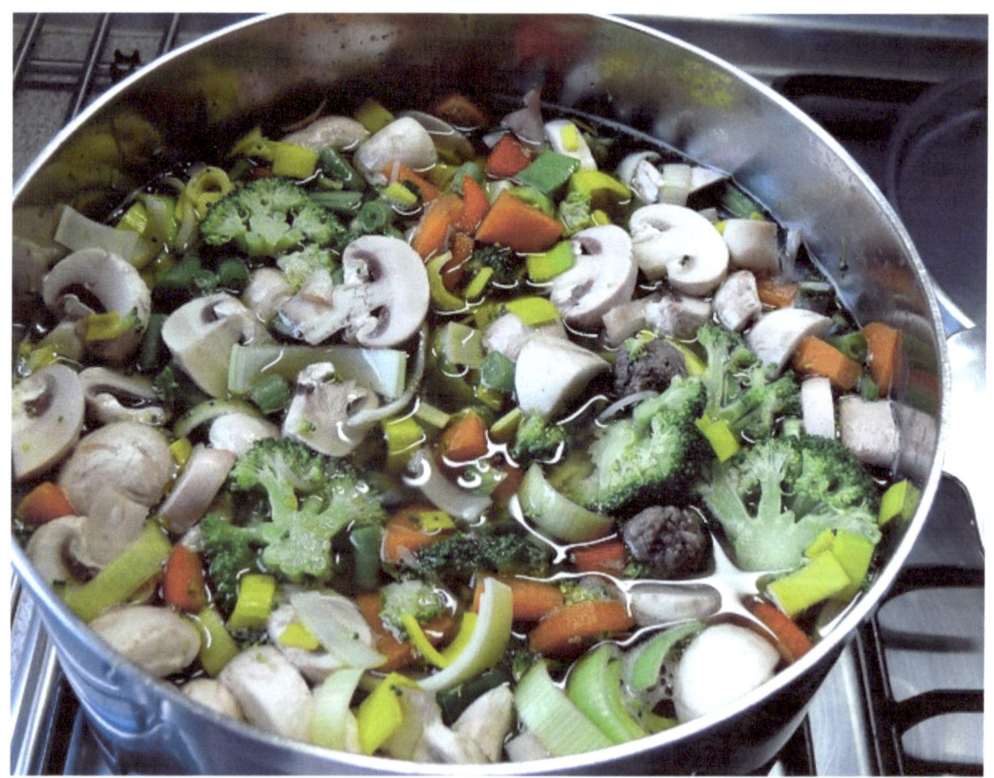

Menú semana 2

Jueves

"Cuanto más duro trabajas por algo, más te sientes cuando lo alcanzas"

<u>Desayuno:</u>

1 vaso de agua de limón con el estómago vacío, una hierba tortilla esto según me gusta y utilizar 2 huevos, freírlos en una pizca de aceite de oliva (cuchara). Taza de café/té (CAL. 229)

<u>Snack:</u> 1 Galleta Digestivo (CAL. 73)

<u>Almuerzo:</u>

150gr. yogur griego, 100 gr. de arándanos, 1 vaso 200ml de piña JUICE (orgánico o 100%) (CAL. 312)

<u>Cena:</u> albóndigas saludables p. p

200gr. espinaca fresca, 100gr. carne molida, 100gr. arroz integral.

Sazona rinde la carne picada con pimienta negra, una pizca de sal, pizca de nuez moscada, cebolla en polvo y orégano. Hacer albóndigas pequeñas de esto y luego hornearen en una cucharadita de aceite de oliva. Agregue 2 latas de tomates tamizados y sazone con una pizca de sal, pimienta, pizca de jugo de limón, ajo y orégano. Revuelve las espinacas frescas en una sartén con 2 dientes de ajo y 1 cebolla y hierba con un caldo de pollo de 1 tercer cubo. Cocine el arroz integral como se describe en el envase (CAL. 696)

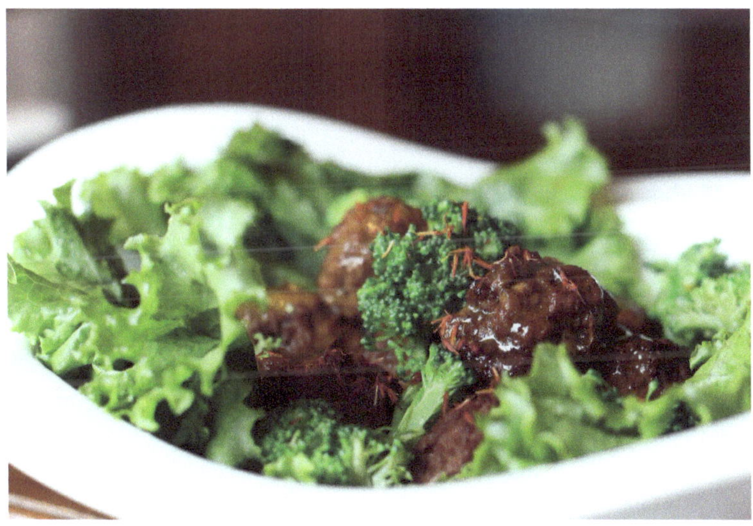

Cantidad total de calorías en la actualidad: 1310+-

Menú semana 2

Viernes

<u>Desayuno:</u>

1 vaso de agua de limón con el estómago vacío, 2 x Rusk volnerf, 1 x mermelada (sin azúcar) y 1 x pechuga de pollo. Una taza de café o té. (CAL. 128)

<u>Snack:</u> 1 pares (CAL. 124)

<u>Almuerzo:</u>

1 gorleador de huevo con 1 rebanada de queso y 1 trozo de pechuga de pollo. Horneado en aceite de oliva (cuchara), hierbas de su elección, poner unas rebanadas de pepino y tomate en él. (CAL. 269)

<u>Restaurante:</u> cuscús Sweet p. p.

120gr. cuscús, 100gr. pechuga de pollo, 300gr. de calabaza dulce, 40gr. de aceitunas verdes: cocinar el cuscús como se describe, cortar la pechuga de pollo en trozos pequeños y freír en una sartén con 1 cebolla y 2 dientes de ajo y añadir una pizca de comino, ramitas de cilantro, pizca de sal, pizca de pimienta negra y pimentón en polvo (o mezclar en RAS el Hanout). Haz una pizca de canela en polvo y una pizca de jugo de limón. Pelar la calabaza y añadir la calabaza pelada con la pechuga de pollo. Añadir las aceitunas verdes y una puede pelar el tomate y dejar que se cocine durante media hora. Sirve esto con el cuscús. (CAL. 447)

<u>Snack:</u> 1 tazón de patatas fritas 40gr. con una copa de vino tinto o una copa de refresco. (CAL. 340/312)

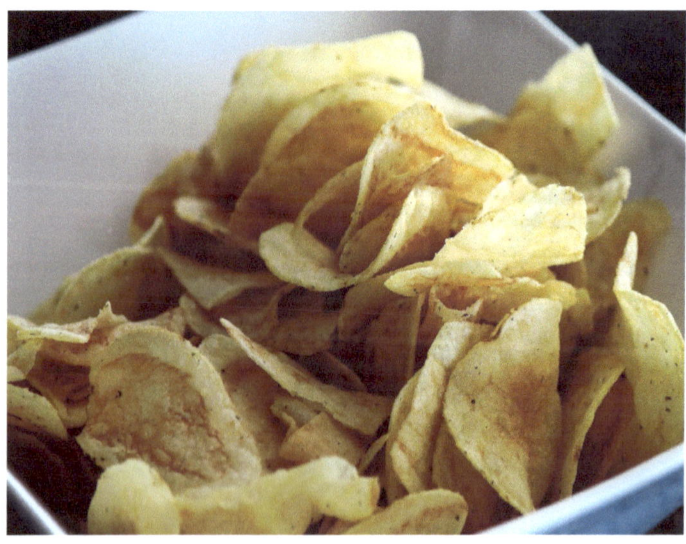

Cantidad total de calorías en la actualidad: 1280/1308 +-

Menú semana 2

Sábado

Desayuno:

1 vaso de agua de limón con el estómago vacío, 150gr. yogur griego con 25gr. de nueces sin sal. Una taza de café o té. (CAL. 350)

Snack: 1 plátano (CAL. 115)

Almuerzo:

1 atún puede ser 80gr (en agua), añadir 1 cebolla rallada por. Sazonar con una pizca de sal y pimienta y perejil y un toque de jugo de limón. Tengo esto con 2 veces una galleta de trigo integral. Taza de café o té (CAL. 197)

Snack: 2x Mandarina (CAL. 54)

Restaurante: Mediterranean zalm p. p

Salmón de 115gr., 300gr. de judías verdes, 1 pimentón de pimienta dulce: asar el salmón en una sartén y vaporizar los frijoles verdes, hacer una salsa mediterránea de cebolla picada, ajo y pimienta dulce cortar finamente el cilantro fresco, añadir 1 can tomates, sazonar con una pizca de sal y pimienta y un toque de limón (CAL. 458)

Snack: una tabla de quesos (todo tipo de quesos 6 bloques Máx.) (CAL. 222)

"Bebe al menos 2 litros de agua al día, añade pepino o fresa para probar"

Cantidad total de calorías en la actualidad: 1396 +-

Menú semana 2

Domingo

<u>Desayuno:</u>

1 vaso de agua de limón con el estómago vacío, 1 bollo con 1 huevo hervido, rebanada de pepino y tomate en la parte superior, un vaso de jugo de naranja fresco. (CAL. 314)

<u>Snack:</u> 1 rebanada de peperkoek (CAL. 62)

<u>Almuerzo:</u>

Ensalada de frutas de 1 manzana/1 pera/1 plátano/1 naranja y melón de miel de 125 g. (CAL. 338)

Cena: pollo bami (fideos) p.p.

100gr. bami (fideos), 100gr. pechuga de pollo:

Cocine los fideos como se describe, fríe la pechuga de pollo en una sartén. Use 5 mezclas de especias para sazonar, agregue 1 cebolla picada y 2 dientes de ajo. Añadir 300gr. de verduras para fideos o verduras wok orientales. Use medio cubo de caldo, no use soja. Hornea esto hasta que esté hecho y sírvelo junto con los fideos. (CAL. 425)

Consejo: ¿Te pones salsa agridulce? Sifte tomate, pizca de vinagre y azúcar de caña marrón (cuchara), cucharadita de 5 especias y listo!! usted está seguro de que va a tomar un poco de la salsa con los fideos.

<u>Snack:</u> 150gr de yogur de frutas (CAL. 212)

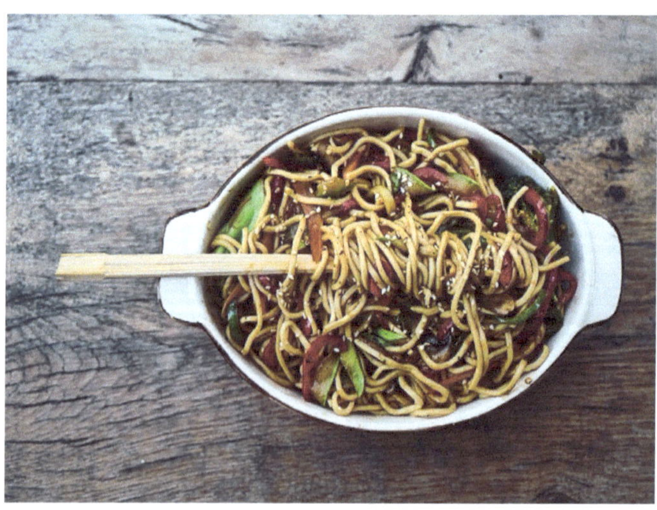

Cantidad total de calorías en la actualidad:1352+-

Menú semana 3

Lunes

<u>Desayuno:</u>

150gr. de yogur con arándanos de 100gr. Una taza de café o té. (CAL. 117)

Snack: 3 kiwis (promueve las deposiciones) y 1 vaso de agua de limón. (CAL. 153)

<u>Almuerzo:</u>

2 rebanadas de pan integral tostado, y la parte superior con 2x rodaja de salmón sazonado con pimienta y sal. (CAL. 310)

<u>Cena: sopa de</u> brócoli p. p.

Brócoli fresco de 1000gr. Cocine el brócoli en 1 litro de agua, agregue 1 cubo de caldo. Agregue una pizca de pimienta negra y deje que se cocine correctamente. Si el brócoli está bien cocido, pero no completamente suave, tome una batidora de una mano o licuadora y muele el brócoli junto con el líquido. Sirva esto con 3 trozos pequeños de baguette en rodajas. Cuchara 2 veces un tazón de sopa (CAL. 368)

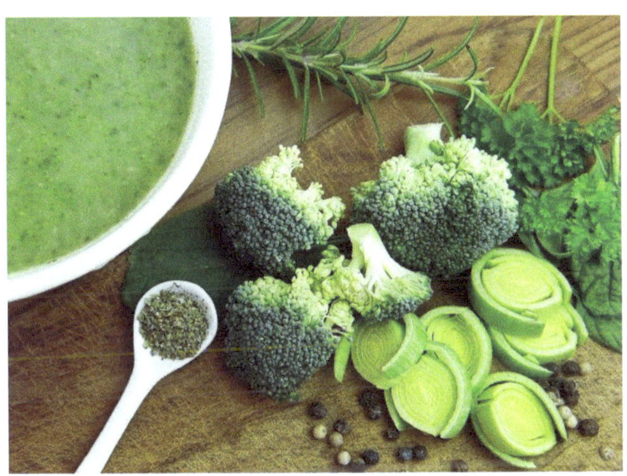

Total, de calorías hoy: 1316 +-(2x cena de presumir)

Menú semana 3

Martes

Desayuno:

1 vaso de agua de limón con el estómago vacío, huevos revueltos de 2 huevos. al horno en 1 cucharadita de aceite de oliva, especiado con sal y una pizca de pimienta negra y un poco de orégano. Una taza de café/té.

(CAL. 194)

Snack: 1 pastel digestivo/biscuit (CAL. 73)

Almuerzo: 1 vaso de agua de limón, 200gr. de yogur con 30 gr. de muesli y una cucharadita de miel. Taza de café o té. (CAL. 210)

Cena: MC Day met een twist p. p.

150gr. patatas fritas, 100gr. picadas: herbácela la carne picada y conviértela en hamburguesas. Espolvorea las patatas fritas (hechas a ti mismo son las más sabrosas) con un poco de aceite de oliva y una pizca de sal marina y colócalas en una bandeja para hornear en un horno precalentado de 200 grados. Retíralos cuando terminen. Haga una ensalada fresca para ir con 1 pepino, 1 media gorra de tomate. Utilice un aderezo ligero sin conservantes, preferiblemente su propio hecho de yogur griego de 50gr, cucharadita de aceite de oliva, pizca de jugo de limón, 2 dientes de ajo, pizca de sal y añadir a la ensalada. La salsa está permitida con las papas fritas, pero trate de usar ketchup sin edulcorantes. Y limitarlo a máx. Una cucharadita de salsa (CAL. 700)

Snack: 1 manzana (CAL. 81)

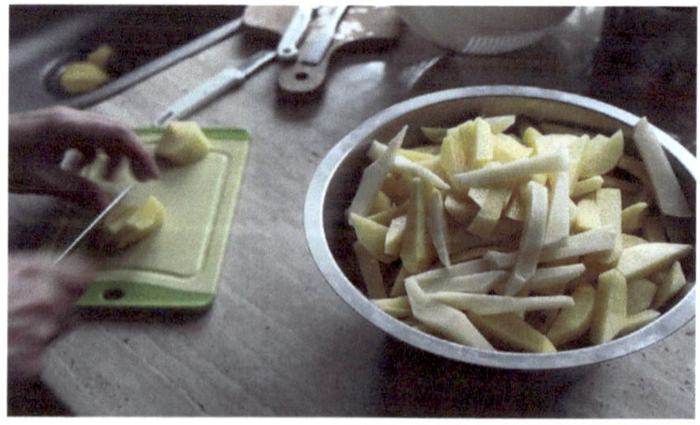

Cantidad total de calorías en la actualidad: 1258 +-

Menú semana 3

Miércoles

<u>Desayuno:</u>

1 vaso de agua de limón con el estómago vacío, 2 x rebanadas de pan integrales tostadas con 1 x rodaja de pechuga de pollo 1x rebanada de queso. Taza de café/té (CAL. 256)

<u>Snack:</u> 1x naranja (CAL. 70)

<u>Almuerzo:</u> Ensalada de atún

80gr. de atún a base de agua (lata) mezclar esto con 50gr. Lechuga, 40gr. aceitunas negras, 1x tomate, medio pepino, 2 x pepinillos y 1x cebolla picada, añadir una pizca de sal, pimienta negra, orégano y una pizca de jugo de limón y 1 cucharadita de aceite de oliva. (CAL. 256)

<u>Cena: mezcla de albóndigas. p.p.</u>

Hacer una mezcla de 500gr. brócoli, 2 zanahorias, 1 calabacín, 1 pimiento rojo, cortar en trozos y ponerlos en una sartén de vapor y vaporar esto hasta que se cocine. Sazonar con medio cubo de Bouillon.

Tome 100gr. de carne molida, enrolle las albóndigas si las ha sazonado a su gusto con pimienta negra, una pizca de sal, pimienta roja en polvo, ajo de diente sin diente y 1 cucharadita de aceite de oliva. Hornéalas en una sartén con 1 cebolla hasta que estén bellamente bronceadas. Ahora agrega 2 latas de tomates tamizados y sazona con la otra mitad del cubo de caldo, pizca de pimienta negra y hierbas provenzales. Deja esto junto para ser cocinado. Agregue 1 cucharadita de azúcar de caña marrón al final de la salsa y listo. Sirva esto junto con las verduras al vapor. (CAL. 637)

<u>Snack:</u> 1 manzana (CAL. 81)

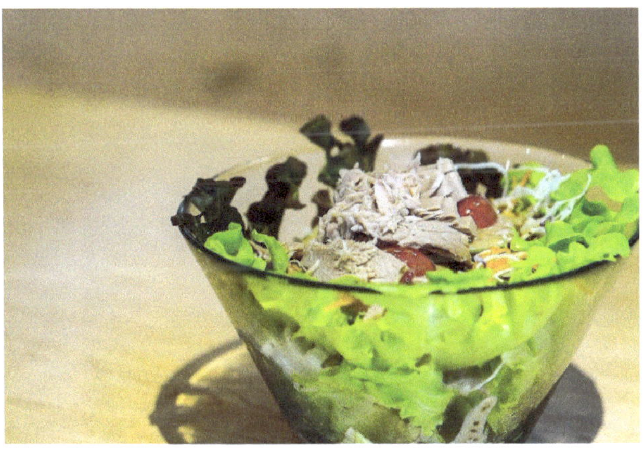

Cantidad total de calorías hoy: 1300 +-

Menú semana 3

Jueves

<u>Desayuno:</u>

1 vaso de suero de leche orgánico fresco, 1 huevo hervido, 1 galleta. Una taza de café/té. (CAL. 184)

<u>Snack:</u> 1 x pastel de arroz/waffle (CAL. 27) (también puede ser la variante con chocolate marrón puro orgánico CAL. 75)

<u>Almuerzo:</u> 1x plátano, 125gr. uvas blancas. (CAL. 210)

<u>Snack:</u> una mano de nueces de 25gr. (CAL. 177)

<u>Restaurante:</u> Hagámoslo Neerlandés p.p.

100gr. patatas hervidas pelar las patatas y cocinar las en agua con una pizca de sal hasta que estén tiernas, 300gr. espinacas hornearlos en una sartén con una cucharadita de aceite de oliva, hierba con una pizca de sal y nuez moscada, 1x Finch de ternera (también llamado Finch de Oro) horneado en una sartén con una cucharadita de aceite de oliva, hierba con una pizca de sal y nuez moscada, 1x finch de ternera (también llamado GoldFinch) horneado en una sartén con una cucharadita de aceite de oliva, hierba con una pizca de sal y nuez moscada, 1x finch de ternera (también llamado Finch de Oro) horneado en una sartén con una cucharadita de aceite de oliva, hierba con una pizca de sal y nuez moscada, 1x finch de ternera (también llamado Finch de Oro) horneado en un sartén con una cucharadita de aceite de oliva, hierba con una pizca de sal y nuez moscada, 1x Finch de ternera (también llamado GoldFinch) horneado en una sartén con una cucharadita de aceite de oliva, hierba con una pizca de sal y nuez moscada, 1x finch de ternera (cucharadita de aceite de oliva. Salsa casera (Añadir una taza de agua a la grasa del pinzón del pastel, añadir algunas cebollas finamente cortadas y añadir la mitad del cubo de caldo) (CAL. 399)

<u>Snack:</u> Pastel de manzana 1 rebanada 100gr. (CAL. 361)

Cantidad total de calorías hoy: 1406 +-

Menú semana 3

Viernes

Desayuno:

1 vaso de agua de limón con el estómago vacío, 150gr. yogur griego, 4 cucharadas de cruesli de grano a través de él. Una taza de café/té. (CAL. 251)

Snack: 2 x Tangerina (CAL. 54)

Almuerzo:

1 rollo de grano entero con 1 rebanada de queso, pepino y tomate y ensalada (CAL. 253)

Restaurante: Pizza turca p.p.

2x base de pizza turca. Listo para comprar en la tienda. Llenar con una mezcla de lechuga iceberg en rodajas medias, 1 tomate, 1 cebolla roja, medio pepino. Agregue 1 cucharada de salsa de ajo y enrolle la pizza. Con la cena tienen 1 x 200ml de copa de refrescos de su elección (CAL 364)

Snack: 150gr. yogur de fruta completo (CAL. 212)

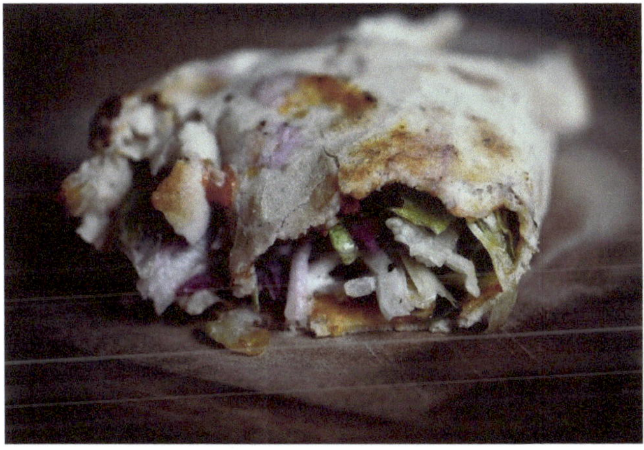

Cantidad total de calorías en la actualidad: 1134 +-

Menú semana 3

Sábado

"Si tienes ganas de rendirte, mira hasta dónde estás ya"

<u>Desayuno:</u>

1 vaso de agua de limón con el estómago vacío, 2 x galleta de grano completo con colcha de queso (10gr. cuchara de postre) que se revuelve con rodaja de pepino, tomate en rodajas. Taza de café/té (CAL. 156)

<u>Snack:</u> 1x peer (CAL. 124)

<u>Almuerzo:</u>

150gr. yogur griego con 100gr. moras, 100gr. arándanos. Una taza de café/té. (CAL. 258)

<u>Restaurante:</u> Shawarma en una Shell p. p

200gr. de filete de pavo/shawarma de pecho, 1 lechuga iceberg de cultivo: freír el shawarma de pavo con 1 cebolla y 3 dientes de ajo en una cucharadita de aceite de oliva y hierbas con hierbas shawarma, si no se añade sal en las hierbas, agréguelos una pizca de sal marina. Pica 1 pimiento rojo finamente y agréguelo a la carne shoarma, agregue una pizca de canela hasta que esté hecho. Toma la cosecha de lechuga ahora y quita las hojas tanto como sea posible como una cáscara entera, fue. Haz tu propia salsa Tzatziki de 50gr. 50gr. yogur griego, medio pepino asado, prensa 2 dientes de ajo, pizca de pimienta negra, una pizca de sal y una pizca de aceite de oliva mezclan esto. Llene las hojas de lechuga con el shoarma y agregue una cucharada de salsa Tzatziki. (CAL. 422)

<u>Snack:</u> 1 vaso de vino tinto o 1 vaso de refrescos y 1 tazón de 40gr. de patatas fritas (CAL. 300/313)

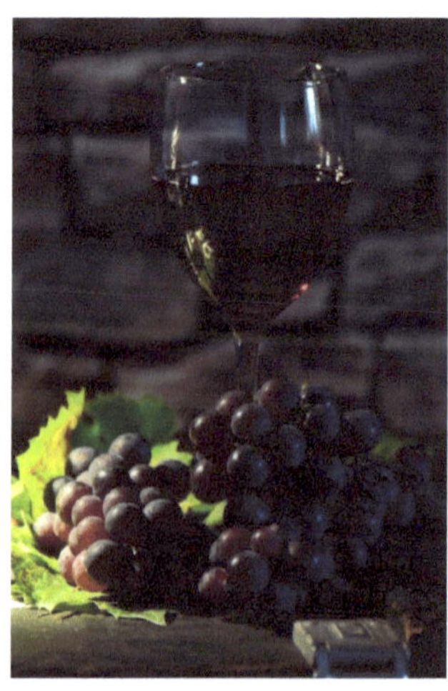

Cantidad total de calorías en la actualidad: 1260/1273 +-

Menú semana 3

Domingo

<u>**Hoy es el día de la fruta:**</u>

todo el día hasta la cena cuando tienes hambre, toma un pedazo de fruta. Sin mango y **limitar** el plátano a 2 máx.

Sugerencias para qué tipo de frutas tomas: manzana, pera, mandarín, naranja, kiwi, ciruelas, moras, arándanos, pepino, zanahoria, tomate, etc.

Mi consejo es tomar los kiwis en la mañana con el estómago vacío esto promueve las deposiciones. Beba suficiente agua al menos 2 litros

<u>**Cena:**</u> **Sopa de lentejas p.p. 2 cuencos de sopa de 250ml por persona.**

Tome 2 ollas de lentejas (generalmente se puede comprar en la tienda turca) o lentejas frescas, pero primero hay que remojarlas por la noche. Hornee 1 cebolla y 3 dientes de ajo en aceite de oliva (una cucharadita). Agregue un cubo de caldo de pollo y agregue 1,5 litros adicionales de agua hervida. Añade las lentejas. Agregue una pizca de pimienta negra y 1 manojo de cilantro fresco finamente picado, una pizca de limón y cocine. Agregue una pizca de comino y una pizca de jengibre y revuelva la sopa. Agregue 1 tomate pelado y siga revolviendo. Deje que este cocinar durante media hora a fuego medio. Sirva esto con un pedazo de limón al lado y Max. 3 piezas de baguette en rodajas (CAL. 378)

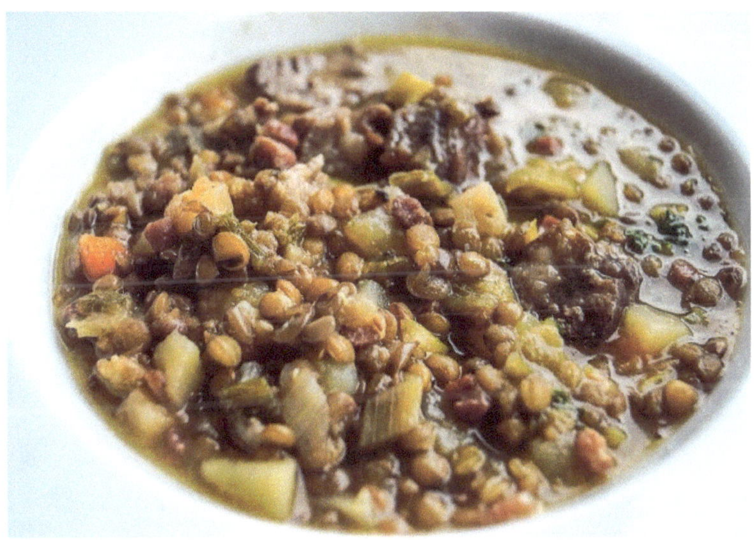

Hoy las calorías no se cuentan

Consejos

1. Haga una lista de compras antes de ir de **compras y apegarse a lo que escribió.**

2. **Nunca vayas al supermercado con hambre, porque todo se ve más atractivo y pondrás todo en el carro de la compra sin necesidad.**

3. **Si no vives lejos del trabajo, prueba en bicicleta más a menudo para trabajar. Esto ahorra en costos de combustible y es bueno para su ejercicio y fitness.**

O estaciona un poco más lejos del trabajo para ir a dar un paseo. Esto promueve la circulación y es bueno para una mente fresca y saludable.

4. **Ayudar a todas las piezas pequeñas, tratar de tomar las escaleras más a menudo en lugar del ascensor.**

5. Reduzca a la mitad una hora después de **la cena, dos veces a la semana (o todos los días) Tome un pequeño paseo alrededor del bloque de media hora para que pueda procesar su comida más rápido. (Hacer que sea una actividad familiar es divertida y saludable para todos)**

6. **Comience a jardinería cuando tenga un jardín, esta es una buena manera de ejercitar todo el cuerpo, también es relajante para la mente. Una ventaja puede ser que cultivas tus propias verduras maravillosamente saludables.**

7. **Mantener su hogar es un entrenamiento intensivo sin que usted se dé cuenta. El hogar durante media hora quemará muchas calorías y es bueno para su ejercicio.**

¿Sabías que, por ejemplo, la fregona puede quemar 300 calorías por hora!!!!

8.**Llene una botella vacía de 1,5 litros de agua por la mañana y colóquela en el refrigerador. De esa manera, será mejor que lleves un registro de lo que has estado bebiendo todo el día. Si no está vacío al final del día, sabes que necesitas beber más.**

9. **Si tienes hambre o crees que tienes hambre, bebe 2 vasos de agua. Por lo general, tenemos sed en lugar de hambre y esas 2 señales de nuestro cuerpo son casi idénticas. Algún tipo de sensación de que tenemos hambre no es malo para nuestro sistema porque luego quemas la mayoría de las calorías.**

10. **Sufres de un movimiento intestinal retrasado (esto es posible al principio porque has cambiado la forma en que comes.) Un número (3 a 4) kiwis con el estómago vacío por la mañana estimula las deposiciones.**

Hechos curiosos

Limones

¿Sabías que los limones son ricos en vitamina C, incluyendo vitaminas B1, B2, ácido fólico (B11) y minerales como hierro, magnesio, cobre y manganeso? Algunas ventajas del limón: ayuda a reducir sus niveles de azúcar en la sangre, puede conducir a la formación de cálculos biliares y cálculos renales se producen, se puede lograr mediante la contención de un gran número de sustancias (antioxidantes) que inhiben el cáncer, puede conducir a la formación de cálculos biliares y cálculos renales que se producen, se puede lograr mediante la contención de un gran número de sustancias (antioxidantes) que inhiben el cáncer, puede ser fortalece el sistema inmunológico, es bueno para los intestinos y las fuentes intestinales: NutritionData, Penistone KL, Steel TH, Urcology, Asian Pac. J Cancer Prev, 2012, food Chem toxicóloga, 2012.

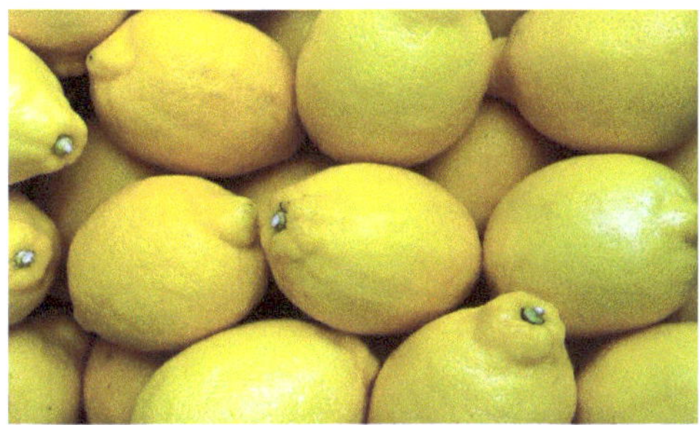

Yogur griego

Contiene más grasa que calorías porque muchas fábulas que andan alrededor es grasa (la grasa adecuada) no insalubre en absoluto, pero (a menudo) saludable. Son carbohidratos que se convierten rápidamente en grasa corporal mejor quemada.

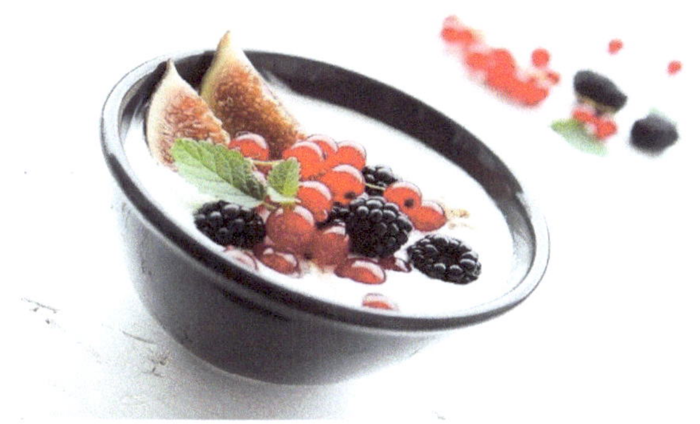

Hechos curiosos

Nutrición baja en carbohidratos

La nutrición baja en carbohidratos tiene muchas ventajas, los azúcares de los carbohidratos pueden ser mucho con su cuerpo. Estos son algunos ejemplos: los carbohidratos se convierten en azúcares en el cuerpo. Si el azúcar en sangre aumenta el cuerpo produce la hormona insulina. Si tomas demasiados carbohidratos, tus niveles de azúcar en sangre aumentan demasiado rápido y liberan una gran cantidad de insulina producida por tu cuerpo. Demasiada insulina causa un DIP de azúcar (como se llama) en la sangre e inhibe la grasa de la quema. Un DIP de azúcar te da una sensación de hambre, lo que te hace comer de nuevo mientras el cuerpo no lo necesita. Como resultado y mediante la reducción de la quema de grasa, se obtiene más energía en su cuerpo en forma de grasa corporal. Así que ansías algo dulce de nuevo y tomas carbohidratos de nuevo y así es como el círculo sigue dando vueltas y obtienes grasa corporal.

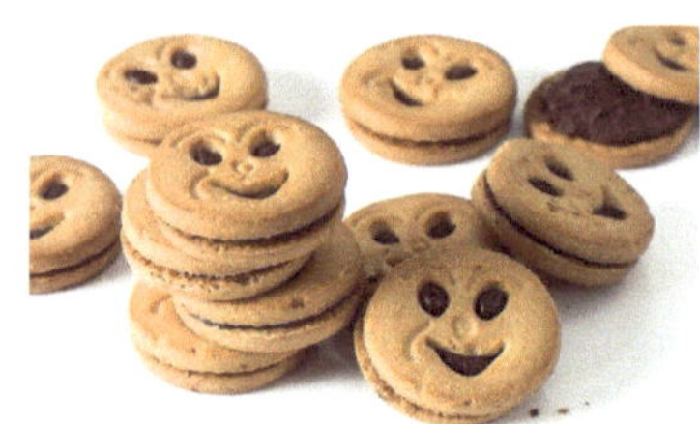

Hogares y calorías quemadas:

¿Sabías que con la limpieza doméstica de tu casa quemaste muchas calorías?

Te daré una lista de lo que podrías quemar en calorías simplemente haciendo tu rutina diaria.

Para mujer entre 130 y 140 libras esterlinas

* Cambio de las hojas 120 calorías.

* Aspirando a toda la casa 150 calorías.

* Planchar 50 calorías durante media hora

* Fregar el baño 200 calorías.

* Lavado de coches varía según el tamaño que el coche puede añadir a más de 300 calorías!!

"Has hecho un gran trabajo, sé orgulloso de ti mismo"

Fin

www.ingramcontent.com/pod-product-compliance
Lightning Source LLC
Chambersburg PA
CBHW040319240726
48664CB00006B/1547